AF602826

DISCOURS

SUR

LA DIGNITÉ ET LES AVANTAGES

DES RÉUNIONS ACADÉMIQUES.

DISCOURS

SUR

LA DIGNITÉ ET LES AVANTAGES

DES RÉUNIONS ACADÉMIQUES,

PRONONCÉ

A l'Ouverture de la première Séance Publique de la Société de Médecine-Pratique de Montpellier, le 15 Floréal an X;

PAR J. B. TH. BAUMES,

Ci-devant Professeur de Médecine en l'Université de Montpellier, etc. etc.; aujourd'hui Professeur de Pathologie, Météorologie, et Nosologie, à l'École de Médecine de Montpellier; Secrétaire perpétuel de l'Institut de santé et de salubrité du Gard; Membre des Sociétés de Médecine de Paris, Bordeaux, Marseille; du Lycée du Gard et de Vaucluse; de la Société des Sciences et Président de la Société de Médecine-Pratique de Montpellier, etc.

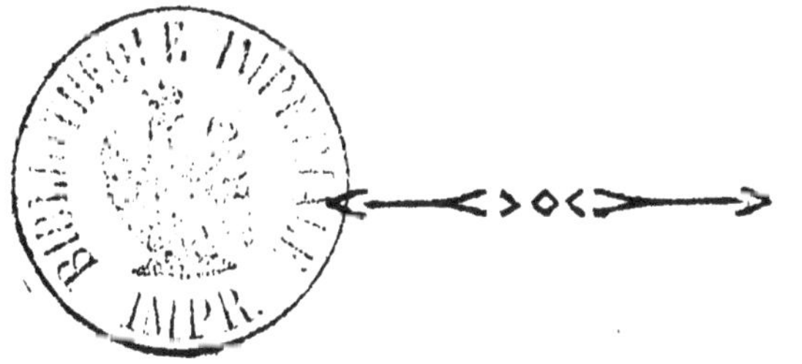

A MONTPELLIER,

Chez JEAN-GERMAIN TOURNEL, Imprimeur de la Société Médicale, Place de la Préfecture.

AN X. (1802.)

DISCOURS

SUR

LA DIGNITÉ ET LES AVANTAGES

DES RÉUNIONS ACADÉMIQUES.

MESSIEURS,

Quelle est cette réunion de Citoyens qui, dans ce jour, marqué pour le triomphe des Sciences, ose fixer sur elle les regards d'un Public éclairé.

N'aspirant rien moins qu'à votre indulgence, vient-elle dérouler devant vous le magnifique tableau de ses opérations journalières ; vous entretenir de ses nombreux succès, et frappant vos oreilles du bruit de ses utiles discussions, vous prendre à témoin du devoir qu'elle impose à la renommée de les illustrer en les proclamant ?

Non, sans doute. Une institution naissante, timide dans son origine, mais animée par le but qu'elle se donne ; incertaine dans ses accroissemens, mais qu'enflamme le désir brûlant de n'en jamais limiter l'étendue ; créée par l'impulsion volontaire de ses membres, n'ayant que sa propre émulation pour soutien, son zèle soutenu pour guide, ses louables efforts pour récompense : c'est une pareille institution qui vous apporte le premier tribut de ses travaux, et qui ne craint point, dans l'hommage qu'elle vous en fait, de trouver l'engagement solennel de les perfectionner toujours d'avantage.

N'entends-je point quelque censeur austère, profondément pénétré des éloquens écrits de cet homme (1), également célèbre par son génie, son caractère et ses erreurs; se plaindre du progrès des connoissances humaines, et des moyens qu'on a imaginés pour les activer. Semblables à ces vastes entreprises, dont la prospérité se proportionne aux ressources de ceux qui sont ap-

---

(1) Jean-Jacques Rousseau.

pelés à les féconder ; les sciences, ce pénible rejeton de l'esprit, assujéti à la sévérité des recherches, même à la minutie des faits, ne jètent effectivement de l'éclat, que, lorsque, par un heureux concours de volontés et de talens, on se fraye un chemin vers la vérité, comme le point final de l'intelligence.

Mais si l'objet de ces sciences honore l'humanité; si parmi elles, il en existe une qui dérive plus directement de cette affectibilité particulière, qui ne permet pas que l'on reste indifférent à la vue des maux de son semblable : ah ! sans doute, ce monument révéré des longs travaux de nos pères, doit être sacré pour la génération qui peut ajouter quelques fragmens à l'une des branches de la philosophie, et remplir un point dans les lacunes, peut-être existantes à jamais, parmi les laborieuses conceptions des mortels.

Époque, dans les fastes des peuples, peut-elle être plus brillante, pour signaler de nouveaux élans dans la marche progressive de l'esprit humain !

Cette époque ! elle est bien mémorable

pour le vrai philantrope , dont l'ame, long-temps déchirée par les éclatans récits des combats, peut enfin goûter la douceur d'une délicieuse joie. Tremblant naguères, il prête l'oreille; mais l'airain a cessé de gronder dans les campagnes; l'écho des monts ne renvoie plus le cri belliqueux des combattans; les bannières tricolores, emblême de la victoire et de l'honneur, s'élèvent majestueusement au-dessus des aigles humiliés ; l'humanité respire, et cette fille du ciel, dont le caducée et l'olivier sont les symboles , en donnant le calme aux mortels, rend à la *France* le rang qu'elle occupoit dans la diplomatie des nations.

Ouvrons actuellement les annales (1) que le temps consacre à la leçon des hommes ; et si les événemens que nous retracent leurs pages , ne nous abusent point sur les conséquences que l'on peut en tirer : qu'y trouvons-nous ? Que les rapides accroissemens des sciences et des arts suivent, de très-près, les fureurs de BELLONE (2) ; qu'aux

---

(1) L'Histoire.

(2) Les grandes guerres.

grandes et longues secousses politiques succède le développement du génie et des talens.

Fixons-nous les beaux jours d'*Athènes* et de *Rome*; les siècles scientifiques plus modernes s'offrent-ils à notre contemplation? Partout cette opinion renforcée se montre sous l'image de la vérité.

Ici, l'humiliation des Perses, et les victoires du siècle de THÉMISTOCLE et d'ARISTIDE, assurent, sous PÉRICLÉS, la majesté des Athéniens; comme la gloire littéraire d'AUGUSTE sort du milieu des meurtres, des proscriptions, et des dernières convulsions de la république romaine. Là, les sciences brillent à la voix de LEON X. Lorsque l'Italie encore fumante du sang versé par la haine de deux implacables factions, vit s'éteindre enfin les pâles flambeaux de la discorde; comme LOUIS le GRAND ne s'éleva au-dessus du fléau des guerres civiles, des horreurs du fanatisme, même des ridicules troubles de la fronde, que pour être le protecteur immortel des sciences, pour féconder puissamment le génie des arts.

Eh bien! une révolution mémorable a

fait servir les plus grands événemens, au développement des plus grandes passions; les ames ont reçu une énergie nouvelle; un siècle de génie doit donc éclore, et le VAINQUEUR de MARINGO, moins encore que le pacificateur de l'europe, réserve sans doute cet autre exemple à l'univers étonné.

Déjà, et comme pour vérifier une aussi heureuse prédiction, les institutions littéraires, les lycées, les sociétés académiques se sont formées de toutes parts : une impulsion générale et simultanée ne sauroit avoir des fondemens ruineux.

Seroit-ce dans l'enceinte de ces murs, dans une cité, florissante rivale de celle (1) qui, pour nos régions, fut jadis le berceau de la science qu'ESCULAPE transmit aux humains; que n'existeroit point une de ces réunions, que, sans des avantages aussi réels et avec bien moins de raisons, tant d'autres lieux ont consacré à l'art qui, faisant méditer sur la vie de l'homme, apprend à poser le vrai fondement de nos

---

(1) *Salerne.*

jouissances, à raffermir le sentier qu'il nous est donné de parcourir.

Ah! plutôt comment n'est-ce que de nos jours que la divinité d'*Epidaure* et de *Cos*, a vu s'élever ici un monument à sa gloire! lui suffisoit-il que, rendus par la bouche de ses ministres (1), depuis dix siècles, ses oracles se répandissent avec vénération parmi les peuples civilisés. Mais qu'ont de commun les temples que la munificence des nations voue à l'enseignement; avec ces humbles asiles où les muses et le dieu des arts échauffent les mortels du feu de leurs talens? Ces portiques célèbres, ces chaires illustrées par le profond savoir et une brillante érudition, rendent en effet la science plus auguste; et c'est un bel art sans doute que celui, qui commandant le silence et l'attention, met, entre les siècles écoulés et les générations futures, un âge de lumières: précieux dépôt de celles que les ans ont accumulées, et recommandable garant des travaux peut-être supérieurs de nos neveux.

---

(1) Les Professeurs en Médecine de *Montpellier*.

Cependant pour n'avoir ni la marche ni l'éclat de ces corps auxquels est confié le soin de diriger et de perfectionner l'instruction ; les sociétés académiques n'ont-elles donc pas aussi leur degré de splendeur, comme leur solide utilité ! n'eut-on qu'à louer en elles le courage de travailler en silence et sans protection, au progrès d'un art ; d'avoir pour but constant, l'accroissement et la dignité d'une science : qu'elles ne pourroient être sans mérite, même aux yeux de ceux que de vastes connoissances appèlent aux dernières faveurs littéraires.

Eh quoi ! si c'est le génie seul qui fait ces découvertes propres à imprimer un mouvement glorieux aux sciences, par qui ces découvertes sont-elles éclaircies, répandues, perfectionnées ? Ai-je besoin de l'énoncer ; par ces respectables associations, dont les membres souvent divisés d'opinion, toujours réunis par des études analogues, font servir, jusqu'à leur rivalité de gloire et de fortune, jusqu'à l'active contrariété de leurs sentimens divers, pour épurer la philosophie de la science, diriger son application, et employer ainsi les élémens quelquefois disparates des connoissances au lustre de l'art et à la sûreté de ceux auxquels ses préceptes doivent être appliqués.

Et d'ailleurs, le but que se propose un corps enseignant, et une société scientifique, n'est-il pas presque dans une parfaite opposition? L'un est souvent forcé de modérer les élans de l'imagination; l'autre au contraire a besoin de les exciter, en les dirigeant. Là, l'esprit est retenu dans des routes connues; il se traîne sur les détails, il réduit la science en principe; forcé d'abonder en explication, il prend le goût des hypothèses; ou crainte d'ouvrir la porte aux innovations, il se roidit contre des doctrines, dont le temps démontre enfin la vérité. Ici, par une différence frappante, le génie est sans entraves; il peut, se livrant aux charmes des analogies, faire sortir la vérité du raisonnement; ses erreurs même sont la source du vrai. Occupé de faits et de considérations qui leur sont subordonnées, il vise au progrès de la science, dont il a calculé la perfectibilité et les plus sûrs moyens d'accroissement.

Quel que soit l'éclat que puisse donc répandre sur la Médecine le corps enseignant que *Montpellier* offre à l'admiration des peuples ; la science, qu'a si fort honoré la famille des ASCLÉPIADES, n'en attend pas moins un nouveau genre de célébrité. Est-ce à la société, dont je suis l'organe, à remplir cette tâche ? Il faut l'avouer ; sans se déguiser, les difficultés du projet, elle a osé concevoir l'espérance de le réaliser. Elle a vu qu'il falloit confondre des talens variés, pour en faire éclore des nouveaux ; que liées entr'elles par des rapports d'exactitude et de faits, différentes, sous cet aspect, des arts de l'imagination, entièrement subordonnés au talent de celui qui s'y livre ; les sciences d'observation et de calcul ne peuvent véritablement fleurir, qu'en multipliant avec intelligence ceux qui ont quelqu'aptitude à les cultiver.

Il est, par rapport à nous, une circonstance essentielle.

Que le site de la florissante commune que nous habitons ; que son climat, son ciel ; que les habitudes qui signalent nos concitoyens en soient en effet la cause fondamentale : cette commune n'offre pas moins le grand exemple de ce que peut la culture régulière des sciences et des arts, sur l'esprit des nations, et sur la direction de la confiance, toujours si flatteuse, lorsqu'elle s'appuie sur le talent modeste et vrai qui la commande. Et quand Métropole, en quelque sorte de l'art de guérir, ouvrant ses portes à ceux qui, de tous les points du globe, viennent y utiliser ses préceptes; cette cité tient un des plus hauts rangs dans l'opinion : cette reine du monde, lors même que tout se borne aux effets tacites du savoir, aux résultats quelquefois étonnans d'une expérience silentieuse ; ne deviendra-t-elle point un plus grand objet d'admiration, lorsque, concentrée dans un foyer si propre à en réfléchir la lumière, l'art auguste que l'on y vénère, sera répandu au loin, comme pour doubler les succès dus au talent d'observer, et à la manière d'en tirer l'avantage le plus glorieux.

Dans les académies tout devient émulation. Ceux qui les composent, toujours en présence des uns et des autres, savent que les ouvrages des sciences n'ont un mérite réel que lorsqu'ils tendent à dépouiller la vérité des erreurs avec lesquelles elle est si souvent confondue. Ils travaillent en commun pour aggrandir les conquêtes de l'esprit humain ; et de leurs succès, ainsi que de leurs efforts, naissent cette belle preuve que les réunions académiques importent véritablement au système général des connoissances, dont elles propagent la durée, dont elles décuplent les progrès.

Celui qui a médité sur la science des gouvernemens, qui a réfléchi sur cette multitude de ressorts, souvent bizarres, quelquefois si légers, à l'aide desquels le peuple n'est que trop dirigé ; celui-là sait qu'il ne faut attendre de ce même peuple, ni attention pour sa santé, ni prévoyance contre les maux toujours prêts à l'assaillir. Les plus funestes abus pèsent sur lui ; et il est souvent ou difficile ou téméraire de les déraciner, même de les modifier. Quel n'est point alors l'emploi d'une société de médecine ? C'est celui de voir ses membres, se revêtant de toute la dignité de l'homme, en rehaussant, s'il se peut encore, la majesté, se trouver les dépositaires nés de la confiance des magistrats, la justifier en les aidant à se montrer ce qu'ils sont : le père des infortunés ; opposer à la mort qui ne veut que des victimes, une barrière puissante ; enchaîner l'activité du fléau qu'elle soufle sur la terre ; et opposant le courage à la contagion, le zèle au travail, le talent de l'expérience à la difficulté, prouver que souvent le médecin est l'homme de la Patrie, que son génie lui donne quelque chose de divin, et que l'amour de ses semblables ne doit être que le prélude du respect que lui rendra la postérité.

Tel Hippocrate, que la nature avoit animé du plus beau génie, affranchit les Athéniens d'un mal qui traînoit à sa suite la douleur, l'épouvante et la mort ; et dans cette superbe Ville (1) dévouée à Minerve et aux Arts, il mérite les honneurs du Prytanée ; *Cos*, son obscur berceau, s'immortalise, en célébrant chaque année le jour de la naissance d'un grand homme, une fête que la reconnoissance paya longtemps au talent.

Les vices de l'éducation physique, cet art si nécessaire au bonheur des familles, à la prospérité des états ; les excès ou les

(1) *Athènes.*

fausses directions de la mode, ce code enchanteur des riens aimables, tout ce qui intéresse la vie ou la santé des citoyens, n'est-il pas directement du ressort de ces institutions qui s'astreignent à rechercher les abus pour les combattre, à découvrir la vérité pour la parer de tout son éclat.

L'éducation physique ! à combien de dangereux écarts n'a-t'elle pas été en butte ! comme si l'être innocent qui voit le jour, sans appui que la pitié, sans ressource que son souris naïf ou ses larmes attendrissantes, à la merci des parens, le dirai-je, dénaturés quelquefois ou ingrats ; n'intéressoit point assez ceux qui l'ont appelé à la vie, sans avoir songé à lui en procurer les douceurs. Sublime JEAN-JACQUES ! on ne peut penser à cette importante branche de l'économie domestique, sans en lier l'idée avec le souvenir de tes bienfaits. Tu as commandé aux nations, tu t'es fait obéir. Quelle est donc cette magie de style, cette éloquence forte qui persuade et qui séduit. Grâce à ces armes victorieuses, la première saison de la vie est toute entière rendue aux plaisirs et au bonheur. Les femmes ne sont plus des mères insensibles ; elles connoissent

noissent leurs devoirs, elles sont donc plus vertueuses ; elles aiment à les remplir, leur sensibilité n'est donc pas une affection d'apprêt : témoignage odieux de la corruption des mœurs, entraînant cet égoïsme qui nous dégrade, ce raffinement qui, au lieu de vertu, ne laisse que le désir hypocrite de la simuler.

Mais que mon hommage, ô ROUSSEAU, soit circonscrit ! tes opinions ont été celles du philosophe FAVORINUS, du profond LOCKE, de l'harmonieux BUFFON, de quelques médecins habiles, dont tu respectas les connoissances, en versant le fiel de la satyre sur un art honoré par leurs talens ! au dessous de ton siècle. . . Un mot peut le prouver ; tu rejetas l'inoculation. Tu aurois donc proscrit cette découverte étonnante (1), qui, du fond de quelques fermes du *Glowcestershire*, est venue étonner les philantropes de tant de nations. Elle tend à mettre une maladie de plus sur le répertoire immense des maux qui menacent les plaisirs ou l'existence de l'homme ; mais cette addition est un bienfait. Honneur te soit à jamais rendu,

(1) La vaccine.

immortel JENNER ! Ta patrie, que la gémissante humanité a quelquefois condamnée; mais qui frappée par les grandes choses, est toujours juste envers ceux qui les font éclore, t'érige un monument public. Qu'il s'élève avec orgueil ; qu'il transmette ton nom aux races futures ; que délivrés du tribut que la génération présente, paye au plus formidable des sinistres enfans, que le soleil ait engendrés dans les eaux croupissantes du nil, nos neveux sachent que cette maladie (1) hideuse, répandue et naturalisée dans presque toutes les régions du monde connu ; portant si souvent, à l'instar de la peste, la désolation et la mort ; anéantissant avec horreur l'espoir de la postérité, ou désorganisant cette belle et riante harmonie, qui, dans les traits de la plus brillante partie du sexe, flatte si agréablement la vanité des mères et les yeux du timide amant : qu'une telle maladie est désormais subjuguée ; que sa disparition se trouve entre les mains des disciples de celui qui fut un grand observateur, et qui par là même ne pouvoit qu'être un grand homme.

---

(1) La petite vérole.

Lorsque l'*Angleterre*, la *France*, l'*Allemagne*, l'*Europe* enfin, ont mis à la découverte de Jenner le sceau impérissable de l'utilité; ô nos concitoyens, tendres mères, qui daignez prêter une oreille attentive à mes discours, repousserez-vous une méthode bien plus bénigne que l'inoculation que vous favorisez, moins effrayante que celle que vous appelez à votre secours, bien plus sûre, pour conserver aux fruits de vos amours, ce teint brillant que la nature a pris plaisir à colorer. Une nouveauté peut-elle allarmer votre sécurité habituelle? Ah! c'est ici que j'invoquerai, pour vous rassurer, et le témoignage de tant d'hommes instruits qui vous fortifient de leurs conseils, et l'exemple de tant de sages parens, qui ont préféré la satisfaction d'entrer les premiers dans une carrière que l'observation avoit applanie, à cette vacillation perpétuelle, que repoussent avec une égale force, et l'humanité qui parle, et la prudence dont elle se sert pour assurer ses projets.

Si la débile enfance est digne d'attention, combien est plus intéressant encore son premier protecteur, ce sexe, dont la seule présence, embellit tous les lieux ; qui, pour plaire, captiver, établir son empire, n'a besoin que de paroître ce qu'il est : un être sensible, plein de qualités aimables, et formé pour sémer de fleurs une vie, qui, sans lui, n'auroit plus de charme réel. En possession de tout ce qui peut doubler ses attraits, il appèle avidement à son secours cet art, qui, tout frivole qu'il est, se fonde sur les moyens de les faire ressortir; cet art qui apprend à développer ces formes aimables que la nature a prodiguées au plus agréable de ces ouvrages; cet art enfin, qui invite à dévoiler avec un soin merveilleux tout ce que la volupté décente se fait une douce loi d'accorder. Mais cette mode enchanteresse n'a-t-elle pas ses perfidies, ses fruits amers ? N'est-ce point elle qui fait germer des infirmités souvent rebelles, et qui, après avoir multiplié ses atteintes, n'ouvre que trop, sous les pas de la beauté, cette tombe lugubre, dans laquelle viennent s'anéantir les âges qui se succèdent, les individus qui l'embellissent, tous les talens, ainsi que les vertus.

Et si cette mode séductrice se renforce du résultat des usages ; si parmi ces dernières on remarque l'habitude des promenades ombragées, qui se prolongent loin, de cette heure où, retiré de l'horizon, pour les besoins d'un autre hémisphère ; cessant alors de présider aux combinaisons atmosphériques, ainsi qu'aux fonctions des êtres vivans, l'astre du jour favorise négativement la chute de ces corpuscules humides, gazéiformes, miasmatiques même, lesquels ne nous entourent en ce moment que pour mieux attaquer toutes les parties à la fois, que pour accroître davantage leur intensité morbifique. Qu'ils sont funestes ces instans d'un plaisir pur ! que celles, qui, dans ces globes arrondis que façonnèrent la main de l'amour, portent cette liqueur blanche, tout à la fois symbole de la candeur, et suave aliment du frêle, de l'heureux nourrison : que celles-là doivent les redouter ! par les atteintes répétées de ces causes que l'une méprise, que l'autre méconnoît, l'harmonie de la machine animée se détruit sourdement, les organes s'affectent, le dépérissement jète des racines profondes ; aussi avec quelle douleur stupéfactive, ne voit-on pas de nos jours ces maladies marquées par toutes les horreurs de la consomption, se multiplier, s'étendre, et parcourir leurs périodes avec une féroce activité.

Il est encore de ces dangers une cause trop manifeste.

Chaque ville a sa position géographique plus ou moins favorable. En apprécier les influences directes est l'objet de la topographie. C'est le vœu d'un gouvernement qui répare les ravages du vandalisme ; c'est celui d'une société qui, semblable à ces prêtres de *Delphes*, dont la science se fesoit pressentir assez par cette inscription si philosophiquement allégorique : *connois-toi toi-même*, veut que ses membres connoissent le sol qu'ils foulent ; l'air qui l'enveloppe en gravitant sur lui.

Cet air qui dévore tout, et dans lequel tout s'anime et se récrée, trop souvent, pour le malheur des êtres qui le respirent, dissout des substances qui lui sont étrangères, en reçoit d'autres plus ou moins malfaisantes, qui, mobiles, comme l'élément auquel elles adhèrent, sont transportées sur l'aile des vents qui les dispersent ou les agrègent.

Que l'on suive par la pensée, dans le cours des ans qui s'écoulent presqu'aussi rapidement qu'elle, ces saisons opposées, qui ramènent des températures et des météores divers dans leur ordre de succession, mais identiques par les phénomènes qui se correspondent. Au milieu d'elles, et dès que le soleil fait sa seconde station dans le cours (1) qui lui est immuablement imposé ; il s'en élève une que signale les effets de ces effluves dangereux, jadis personifiés dans le souffle infect du serpent Pithon, monstre né de la corruption des eaux, que l'astre brûlant du jour a changées en limon impur. C'est de ces larges marécages, où des eaux auparavant limpides, et salutairement enchaînées sous le règne des frimats, se sont transformées en une fange qui se volatilise pour se solidifier ; que d'invisibles émanations, cédant au souffle alizé d'un zéphire si bienfaisant, lorsqu'il ne fait que tempérer les feux âpres de la canicule ; viennent vicier au loin l'air qui les soutient par sa chaleur, mais qui les abandonne, lorsqu'à son ardente température a

(1) L'équinoxe d'Automne.

succédé cette fraîcheur délicieuse qui nous porte à l'humer avec une funeste sécurité : comme s'il n'étoit point donné à l'homme de trouver ici le bonheur sans mélange, et de pouvoir se livrer sans risque aux meilleurs bienfaits de la nature.

Physiciens habiles dont les doctes écrits sont une si belle copie des majestueuses opérations de la nature ; vous qui brisez d'une main hardie, les barrières qui isoloient chaque science, et qui, naturellement placés entre le chimiste et le géomètre, apportez dans le système des connoissances, la précision mathématique de l'un, et la marche sévérement analytique de l'autre ; dites-nous, et vous serez écoutés ; quelle est donc cette action inverse des plantes, suivant qu'elles reçoivent les influences du jour et de la nuit ? Comment se forment ces vapeurs sèches ou humides, constituant le serein, la rosée, et ces fluides aériformes s'élevant et retombant avec eux, pour affecter, chacun à leur manière, les corps qu'ils atteignent et qu'ils pénètrent ? Alors le médecin, marchant à votre flambeau, veillant sur la santé des hommes, et détournant habilement leurs infirmités, ne se contentera plus d'effrayer par le résultat de ses observations ; il convaincra : et s'il est malheureux de n'avoir à réfléchir que sur les misères humaines, une parcelle de bonheur ne lui sera point étrangère, tant qu'il s'occupera de prévenir des maux qu'il s'est mis en état de guérir.

Analyser ainsi les divers abus de l'hygiène, les embrasser dans leur ensemble, les approfondir dans leur détail, est sans doute le plus beau droit des promoteurs des sciences, la plus noble occupation de ceux qui n'aiment à se réunir que pour mieux les cultiver.

Quelle est louable cette conception, qui, pour soumettre toutes les parties de la médecine à un nouvel examen, pour tâcher d'élever, de plus en plus, l'art de guérir à l'état de science, donne lieu à une institution, qui, après avoir conçu le sentiment de sa dignité, trace le plan de ses travaux, reconnoît le cercle de ses méditations, et pose dans ses réglemens les limites et l'étendue de ses devoirs. Que d'objets s'offrent à l'imagination de ses membres ! que de matériaux n'ont-ils pas à mettre en ouvrage ! car, si l'observation trouve les faits, qui constatés, donnent proprement les seuls principes des sciences, comme l'a dit CONDILLAÇ ; l'expérience les étend, et en découvre les rapports, la théorie les lie entre eux, le systême les généralise, les embrasse, l'hypothèse les enrichit avec de bonnes analogies, et cet ensemble ainsi appuyé, ainsi ordonné, constitue un corps de doctrine, monument élevé à la gloire de l'esprit humain, et immuables comme les faits qui lui servent de base.

C'est, sans doute, à une société de médecine à consolider cette doctrine. Comment peut-elle y parvenir ? En se servant du moyen que trouva cet homme immortel, qu'a produit le sol fortuné de la *Grèce* ; non de celle, qui asservie par le stupide despotisme, ne produit plus que des êtres dégradés, traînant dans la poussière un front qui se courbe ignominieusement à la voix de quelques tyrans obscurs ; mais de cette *Grèce* libre, éclairée et illustre, enfantant les héros et les savans ; et mère des arts, comme berceau des sciences, marquant à jamais sa place dans le temple de l'immortalité.

Le moyen dont se servit HIPPOCRATE, vous l'avez retracé, philosophe aimable, autant que profond (1), qui, sous l'emblême d'un jeune Scythe qui voyage dans la patrie de la philosophie et des arts, donnez de grandes leçons aux hommes et aux nations ! ce fut *d'éclairer l'expérience par le raisonnement, et de rectifier la théorie par la pratique*. L'oracle de la médecine, quoi qu'en disent tant d'hommes, froidement prosternés aux pieds de sa statue, ne demande donc pas seulement les résultats si souvent arides de nos sens. Est-il effectivement dans des voies sûres, celui qui ne veut se guider que d'après l'observation des autres, ou d'après la sienne propre ? Il trouve les faits; mais s'aperçoit-il de leurs fausses inductions ? Offusqué par l'antique colosse de l'expérience, il ne sent seulement pas que la vérité, comme l'erreur, ont servi à l'édifier. Et qu'importe cette science des faits dont on parle tant, si, manque de lumières, on les voit mal; si, faute de méthode, on ne sait pas les bien juger ? Qu'importe encore que la médecine soit fille du temps, si l'empirisme pro-

(1) L'Abbé BARTHÉLEMY.

longe cruellement son enfance, lui qui semble prendre à tache d'écarter obstinément les conseils de la raison.

Ainsi cette réunion académique, quoique se vouant à l'observation, n'en doit pas moins vivifier, par ses lumières, l'art de guérir en général. Et pour ceux qui en saisissent l'ensemble, qui en connoissent les détails; pour ceux, sur-tout, qui trouvent dans le médecin de *Cos*, un guide sûr, un grand modèle; cet art n'est point celui de ces *philosophistes*, (car ce seroit trop profaner la noble acception de philosophe), qui aiment à se jeter dans la métaphysique des sciences; qui, toujours obscurs, ne semblent se plaire que parmi les abstractions; qui, au lieu de notions simples et vraies, ne se repaissent que de chimères, ne se contentent que de raisonnemens subtils, et qui, lors même qu'ils ne parlent que des méthodes analytique et expérimentale, comme les seuls guides assurés, errent dans des plages stériles et ne sortent de ces landes de l'esprit humain que pour rentrer dans les sentiers qui y aboutissent.

Cet art n'est point encore celui de ces

vains systématiques, qui, dans la poussière des cabinets, entourés de livres qu'ils compilent ou qu'ils interprètent, voient la nature dans leurs spéculations, et les règles immuables de la médecine, dans leurs théorèmes mensongers. Cet art n'est point même celui de ces praticiens timorés qui, tremblant toujours pour la science des faits, et abusant si souvent de la théorie, en déclamant contr'elle, n'admettent que des résultats d'observations, qu'ils entassent sans augmenter leurs richesses, qu'ils étendent sans rien édifier.

Mais cet art, pour nous comme pour l'ancienne *Grèce*, est, comme il sera dans tous les lieux et dans tous les temps, celui qui, fondé sur un grand nombre de connoissances préliminaires, ne se réduisant point à l'art des simples souvenirs, mais formant une alliance majestueuse avec les sciences physiques, se combine intimément avec tout ce qui peut l'enrichir ou l'éclairer.

Il appèle la physique, cette grande introduction à la médecine, à laquelle elle apporte les découvertes de la météorologie, celles de la lumière, de l'électricité, du galvanisme.

Que ne doit-il point à la chimie : cette mère féconde de tant de travaux heureux ; cette inépuisable source de tant de précieuses vérités ? La chimie ! seroit-ce celle du XVI.e siècle, remplie d'obscurités, d'incertitudes, et de fausses prétentions, alimentant la folie des alchymistes, et n'opposant, dans ses vagues raisonnemens, que l'action antipathique des acides et des alcalis ? Bien loin de là ; c'est celle qui, présidant à la destinée de toutes les choses naturelles, sévère dans sa marche, rigoureuse dans ses procédés, belle dans ses analyses, élève la médecine jusqu'à la dignité des connoissances exactes. C'est la chimie de Lavoisier ; celui qui nomme ce grand émule de Becher, honore, sans doute, la science qu'il créa ; mais, faisant naître dans l'ame un sentiment pénible, il provoque une larme qui vient baigner la tombe d'un homme que l'Univers admira, que l'Univers doit à jamais regretter.

Que d'autres nous rappèlent ce que la

science (1), qui s'occupe de connoître, de nommer et de cultiver les plantes ; ce que la physique végétale, la zoologie ; ce que l'art (2), qui s'exerce sur les cadavres, si nécessaire aux physionomistes, aux peintres et à tous ceux qui aiment à se connoître, ainsi que l'a dit le sublime LAVATER, et précurseur de celui (3) qui, considérant l'homme jouissant de la vie, de la santé et de la vigueur naturelle, conduit à la connoissance des voies si variées (4), qui le mènent au trépas ; ce qu'enfin les autres branches de l'art de guérir font pour ce même art, si grand dans ces fins, si difficile dans son administration. Une réflexion ne sauroit échapper. Plus une science est compliquée, immense, délicate, et plus il est important qu'on s'en occupe dans le sein de ces réunions trop éclairées, pour ne pas apprécier le mal qui provient de l'ignorance, ou, si l'on veut, des connoissances fausses ou incomplètes ; pour ne pas sentir combien il est pénible de dépendre,

---

(1) La botanique.

(2) L'anatomie.

(3) La physiologie.

(4) La pathologie.

sous cet aspect, du savoir et des lumières d'autrui. Le travail académique peut-il donc être dédaigné ? N'est-ce pas lui qui rend en partie les grands hommes ce qu'ils sont ; ce qu'ils peuvent être ? S'en imposer le fardeau, est ainsi pour eux une pure reconnoissance ; c'est un devoir, s'ils aspirent à de nouveaux bienfaits. Le repos de l'esprit, comme l'inaction du corps, ne conduit-il pas à l'inertie des idées, tandis que l'emploi continuel des facultés, en excitant l'intelligence, tient l'esprit humain dans cette sphère, qu'il n'est jamais donné aux ames vulgaires de parcourir.

Echange encourageant des peines attachées au travail, à l'étude ; et des récompenses qui, en étant la suite, ne sont réellement bien senties que par ces hommes qui en connoissent véritablement tout le prix !

Eh ! pourquoi chercherai-je à faire valoir cette vérité ! je promène mes yeux dans cette enceinte.

Ici le magistrat suprême (1), qu'un choix

---

(1) Le Citoyen Nogaret, Préfet de *l'Hérault*.

recommandable

recommandable nous a donné, montre réunis en lui, et le pouvoir qui distribue les bienfaits et la science variée qui met bien au-dessus des rangs et des honneurs.

Là, c'est une école célèbre (1), véritable image des institutions médicales de *Rhodes*, de *Gnide* et de *Cos*, qui, surchargée de la vénération des siècles, trouve encore en elle de quoi suffire à sa gloire et peut même y ajouter.

Hommage à ce corps antique (2), glorieusement attaché à la culture des sciences, renouvelé de nos jours, pour les féconder d'une manière plus active, honorant par de vrais talens, la patrie et les arts, et protégeant de son ombre illustre, les rameaux divers qu'il ne cesse d'alimenter!

A cette réunion (3) respectable et fameuse même dès son origine, véritable munificence d'un gouvernement qui veut l'instruction et encourage le savoir, présentant, dans le choix de ses soutiens, des

---

(1) L'École de Médecine.

(2) La Société libre des sciences.

(3) L'École centrale de l'*Hérault*.

hommes déjà chers à l'opinion publique, comme aux muses dont ils sont les interprètes et les favoris !

A ces amis du premier des arts (1), que dans ces contrées si fameuses par l'or, source de toute corruption, et par les fléaux qu'il accumula sur elles, les fêtes sacrées des Incas célébroient jadis en mémoire du prix que les nations devroient toutes mettre à la source commune de leur vraie gloire, de leur durable prospérité !

Et si j'avois à signaler ces citoyens (2), auxquels THÉMIS a confié sa balance, et qui n'en aiment pas moins à trouver, dans la culture des lettres, les délassemens qu'exigent les grands objets d'intérêt public qui leur sont confiés ;

Ces oracles du barreau, où errent les ombres de tant de grands-hommes, école si naturelle de l'éloquence, et théâtre glorieux des plus grands talens ;

Ces hommes de tous les états, amis ou admirateurs des beaux arts :

---

(1) La société libre d'Agriculture.

(2) Les Magistrats des divers Tribunaux.

Animé par leur présence, avec quelle supériorité d'expression et quelle énergie de style ne prouverois-je point que l'homme est né pour les sublimes conceptions du génie ; que, appelé à reculer les bornes de l'intelligence, sa propre sphère est dans les sciences, comme son ambition doit se placer dans un vif désir d'en perpétuer l'éclat.

Tel est le noble but auquel vous aspirez, ô vous, dont la jeunesse (1) n'est point un titre d'exclusion aux talens ; qui, marchant sur la même ligne du savoir et de l'utilité, atteindrez facilement, sans doute, au grand objet qui fixe notre attention. Vous ne l'ignorez point ; du sein des discussions auxquelles se livrent des académiciens sages et éclairés, naissent souvent les vérités les plus importantes ; par elles, et au moyen des travaux qui la nécessitent, l'esprit parvient plus positivement à embrasser l'état présent des découvertes et des sciences ; il voit ce qu'elles peuvent, ce qu'elles doivent acquérir. Et les constantes méditations

---

(1) Les Membres de la Société Médicale, qui est composée, dans le très-grand nombre, d'Élèves de l'École de Médecine, remplis des dispositions les plus heureuses.

de plusieurs, se trouvant, dans les sociétés de médecine, dirigées vers les connoissances réelles, il en résulte un frein pour ce qui n'est qu'hypothèse, une disposition à l'oubli des opinions systématiques : les prestiges de l'imagination ne sont durables que pour les faux savans ; et le vrai génie, à la voix du modeste critique, ne s'égare pas long-temps, dans des routes qu'il ne parcourt point au flambeau de la vérité.

Eh ! pourquoi, se demandent des philantropes, diviser des efforts, qui, réunis (1), donneroient à l'art de guérir un nouveau lustre ; à ceux qui s'y adonnent les droits les plus sacrés aux liens les plus doux du cœur. Ne sont-ils pas tous les ministres de la nature ; de sublimes devoirs ne leur sont-ils pas également imposés ; leurs antiques statuts ne sont-ils point ceux de la médecine Grecque : temps heureux, où il n'étoit pas permis de cultiver l'art salutaire, sans être l'ami des hommes, le bienfai-

(1) Expression d'un vœu bien louable en faveur de la réunion, que quelques hommes, vraiment éclairés, ont projetée de la société de médecine-pratique, et de la société médicale.

teur de ses concitoyens, l'espérance et l'honneur de son pays.

Ah ! lorsque, à l'exemple d'HIPPOCRATE, on ne respire que le bien, l'amour seul de l'humanité ; dont il est si beau d'être le soutien, si doux d'en être l'espoir : étrangers aux passions : ce poisôn virulent de l'ame, à l'envie : ce tourment de la médiocrité ; que coûtent de vains sacrifices, souvent rares, toujours honorables. Les plus louables intentions n'ont-elles pas présidé à la formation de cette réunion académique ? Le genre de réputation, à laquelle on la verra toujours aspirer, n'est-elle pas celui des productions utiles ? Eh ! le sont-elles, en médecine, si l'on n'y trouve la fidèle copie de ce qu'on observe dans ces asiles, où sur les pas du mal et de la douleur, le trépas cherche à étendre son voile sinistre ; où, témoins assidus des assauts violens que la maladie livre à la nature, on voit celle-ci ramasser ses forces pour les épuiser, les ranimer encore, pour éprouver d'autres atteintes ; demandant toujours au praticien attentif, des ménagemens ou des secours, des soins habiles calqués sur ses dangers et ses efforts.

Si une société, qui a de telles vues, avoit jamais des détracteurs, n'auroit-elle pas à leur opposer ses vues de gloire et d'utilité générale; ses travaux, ses succès; et plus que tout, son intention bien prononcée, bien soutenue, de ne voir dans les persécutions, rien qui puisse flétrir le mérite; au contraire, tout ce qui peut déterminer le degré de considération qu'il faut accorder au talent.

Sans l'intime conviction de celle que donne la culture des arts, pourquoi associeroit-on des savans à des travaux dont ils ne peuvent être les témoins. Les académies, sans doute, par les titres qu'elles décernent, par les faveurs qu'elles dispensent, sont bien loin d'arracher à l'oubli ces hommes qui ne deviennent remarquables que par la manie qu'ils ont d'y prétendre, pour le vain plaisir de les avoir obtenus. Mais lorsque ces associations font naître le désir de belles choses dont le spectacle nous est présenté, genre de sentiment que produit l'émulation, qui est l'émulation elle-même; lorsqu'en en recueillant le fruit, elles deviennent le mobile d'un genre de travail auquel on ne s'étoit point douté d'être propre, la cause d'une attention, jusques-là inconnue, dans les faits, que des circonstances souvent fortuites soumettent à l'observation : pour lors ces sociétés ont le double mérite, de former en quelque sorte des savans, et de récompenser leur zèle par des diplômes qui devroient bien moins être le prix d'un tribut offert qu'une obligation très-étroite de le multiplier.

Il est une manière d'unir entr'eux les citoyens, de correspondre directement avec tous les hommes instruits, d'interroger l'expérience du temps présent, et de forcer, pour ainsi dire, ceux que favorisent le hasard ou le génie, à apporter un hommage aux sciences. Elle influe vivement sur le progrès des connoissances; et par conséquent, elle est du domaine immédiat des institutions académiques. N'est-ce point en effet, en donnant des problèmes à résoudre, en soumettant à l'examen des questions importantes, des sujets que, pour ainsi dire, le temps a fait vieillir, que les sociétés se rendent recommandables, en imprimant à leurs travaux une toute autre dignité. Attentive à tout ce qui peut illustrer son art, et soumettant l'étendue de ses ressources à l'activité de son zèle, la société décerne annuellement des prix ; persuadée que leur valeur estimative n'est rien pour les concurrens, auprès du trophée que les arts ont voué au dieu qui les préside.

Eh quoi ! lorsqu'HIPPOCRATE, ayant rejeté les offres des Illyriens, eut enfin délivré les Grecs du plus horrible des fléaux, il fut décrété qu'on lui rendroit les honneurs qui étoient décernés à Hercule.

Trois cents Lacédémoniens se dévouent à la mort, au pas des Thermopyles ; *Sparte* fait graver quelques lettres sur les rochers teints de leur sang : voilà leur récompense.

MILTIADE exhorte ses troupes prêtes de combattre à *Marathon* ; il faut mourir ou vaincre. Les Perses sont défaits, et MILTIADE est seulement distingué sur le tableau qui va transmettre le souvenir d'une si belle victoire.

Athènes triomphe de la résistance de *Samos* ; mais elle a à déplorer de grandes pertes. PÉRICLÈS prononce sur leur tombeau l'éloge de ceux dont le sang a arrosé de si beaux lauriers, et nul n'ose donner une larme aux héros morts pour leur pays.

Ainsi, pour récompenser les savans qui se rendront dignes de nos suffrages, il ne faudroit que faire retentir ces voutes de leurs noms. Coopérateurs des plus nobles travaux, il leur suffiroit que leur zèle fût connu, que leurs efforts tournâssent à l'avantage de l'humanité. Nos médailles ne valent pas ce genre de gloire, et nul de nous ne voudroit y renoncer. En gravant sur le métal des mots, quelques traits emblématiques, la société pense donc moins à relever le mérite de ceux qui devront les recevoir, qu'à fixer des souvenirs qui deviendront pour les uns des motifs d'une jouissance pure, et pour les autres, des causes d'une émulation, à laquelle l'art de conserver la santé des hommes devra sûrement des progrès.

FIN.

www.ingramcontent.com/pod-product-compliance
Ingram Content Group UK Ltd.
Pitfield, Milton Keynes, MK11 3LW, UK
UKHW021955260726
13994UKWH00004B/1753

9 782329 407821